L. BÉNARD

LES

Maladies de Peau

ET LE

Traitement Normand

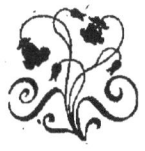

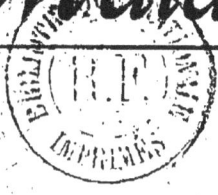

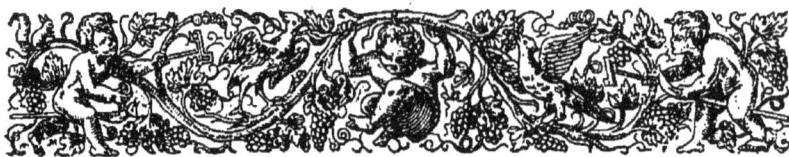

PREFACE

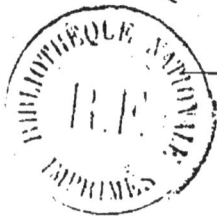

à M. BÉNARD
créateur du
Traitement Normand

Ceux qui me connaissent et qui veulent bien prendre quelque intérêt à l'œuvre de vulgarisation scientifique que je poursuis depuis tantôt vingt-cinq ans, savent quel scrupule intransigeant, quelle rigoureuse conscience j'apporte systématiquement dans l'étude des questions si délicates, parfois même si scabreuses, où la santé publique est en jeu.

Il ne m'est jamais arrivé de préconiser un remède ou un traitement nouveau, sans m'être entouré de toutes les garanties requises, et sans m'être assuré, non seulement que l'idée est théoriquement défendable, mais encore que la pratique en est inoffensive et est réellement efficace, et sans avoir réclamé des preuves. Aussi, puis-je me rendre hautement cette justice que, pendant tout le cours d'une carrière déjà longue, il ne m'est jamais arrivé une seule fois, même par surprise, d'attacher mon nom à une spécialité ou à une méthode qui n'ait donné les résultats escomptés.

D'aucuns, parfois, qui s'imaginent apparemment qu'un avocat n'est pas qualifié pour choisir ses causes, essaient de rompre en visière avec cette sévérité voulue, ou de s'y dérober par la tangente. Avec ceux-là, mes relations sont brèves : ils ont tôt fait de sentir que nous ne parlons pas la même langue.

Toute différente fut l'attitude — à laquelle je tiens avant tout à rendre publiquement hommage — du savant créateur du Traitement Normand, quand il me fit l'honneur de me demander une petite préface, en manière d'introduction, à sa brochure si suggestive sur la cure rationnelle des maladies de peau.

Après m'avoir fourni toutes les explications théoriques et toutes les pièces justificatives dont je n'avais pas manqué, pour ne pas en perdre l'habitude, d'exiger la production, après m'avoir soumis, à fins d'analyse, un nombre plus que suffisant d'échantillons des divers produits dont se compose son Traitement Normand, M. Bénard a poussé la coquetterie jusqu'à me mettre sous les yeux des quantités d'attestations d'une incontestable authenticité, par lesquelles les malades reconnaissants et de nombreux médecins certifiaient à l'envi la réalité des guérisons obtenues.

Ce volumineux dossier était superflu, car mon siège était fait et ma religion édifiée. Il ne pouvait servir qu'à consacrer une fois de plus la loyauté scientifique de l'homme — ce qui n'est pas la moindre garantie de l'excellence de l'œuvre. — Aussi ne me coûte-t-il guère de déclarer que si l'homme est au-dessus du soupçon, son œuvre loge à équivalente enseigne.

Certes, il ne manque pas de traitements soi-disant spécifiques des maladies de la peau.

Mais, ce que je puis affirmer, c'est qu'il n'en est pas de supérieur au Traitement Normand parce qu'il n'en existe pas de plus judicieux, de plus étroitement adéquat à la réalité des faits physiologiques — pour un peu je dirais, au risque de commettre un barbarisme, il n'en est pas de plus... intégral. Aussi la multiplicité et la constance des guérisons, parfois même inespérées, qui lui sont dues, s'expliquent-elles tout naturellement.

Il est d'ailleurs inutile d'insister. On ne saurait, à cet égard, rien dire de mieux que ce qui est dit dans les pages qui suivent, et dont la lecture, aussi attrayante qu'instructive, s'impose, en vérité, à tous ceux — et m'est avis que ça doit faire pas mal de monde — qui craignent pour leur peau.

Mon intervention, à laquelle le père du Traitement Normand veut bien attacher quelque prix, sera donc infiniment simple. Elle se bornera à contresigner et à certifier ses affirmations, après en avoir constaté l'exactitude, et à inviter les innombrables malheureux qui souffrent, à ne pas hésiter plus longtemps à en éprouver les bienfaits.

Emile GAUTIER.

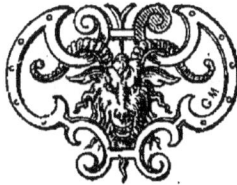

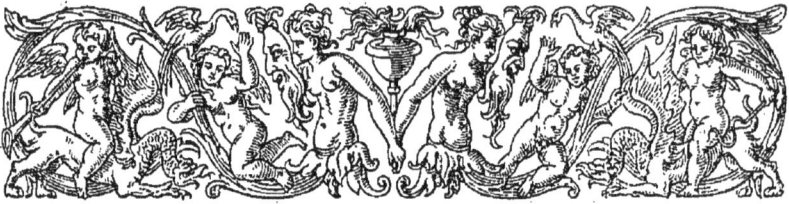

Comment Traiter et Guérir

LES

Maladies de Peau

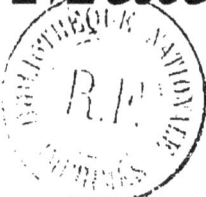

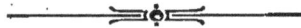

l est beaucoup d'affections aussi dangereuses en soi que les misères variées connues sous le nom générique, à la fois si vague et si tristement précis, de MALADIES DE PEAU.

Il n'en est peut-être point, en revanche, de plus pénibles, qui démoralisent plus profondément leurs victimes, auxquelles il ne pouvait, semble-t-il, arriver de plus grand malheur.

Cela s'explique par une foule de raisons, logiques ou sentimentales, dont la force s'impose aux plus impassibles.

Les Maladies les plus pénibles
sont les Maladies de Peau

Tout d'abord, les maladies de peau sont souvent fort douloureuses, et l'on sait qu'il n'est rien de tel que la souffrance physique, surtout quand elle est continue, pour épuiser l'énergie et dissoudre la volonté. Même quand cette souffrance se borne à de banales démangeaisons, elle finit à la longue par devenir intolérable, si bien — ou plutôt si mal — que le patient, impuissant à résister au besoin de se gratter, dans l'espoir d'apaiser ainsi ses tortures, ne fût-ce que pour un instant, se laisse aller à aggraver son cas, en élargissant et en envenimant ses plaies.

Mais ce qui est autrement plus grave encore, c'est que souvent les maladies de peau affectent un aspect hideux, qui en fait un objet d'horreur. Quiconque en est atteint est toujours un peu un lépreux, dont le bon Samaritain lui-même est tenté de s'écarter, avec un dégoût d'autant plus vif, que le vieux préjugé populaire prétend voir dans ces infirmités la rançon de péchés secrets ou de vices inavouables. *Neuf fois sur dix,* le préjugé a tort. Mais la superstition ne perd jamais ses droits, et le malade lui-même, hypnotisé par une humiliante légende, en arrive à compliquer son mal d'une sorte de honte injustifiée.

Les Maladies de Peau
sont les plus difficiles à guérir

Si, encore, les maladies de peau étaient faciles à guérir ! Mais il n'en est pas de plus opiniâtres, de plus rebelles, de plus fertiles en récidives. Si tout le monde n'était pas fixé là-dessus, nous en aurions la preuve dans la multiplicité des remèdes.

Il est difficile de savoir comment est venue une maladie de peau ; il était plus difficile encore, jusqu'à ce jour, de savoir quand et comment elle s'en irait.

Il faut bien dire cependant que cette tenacité des maladies de peau semble moins tenir à leur virulence exceptionnelle qu'à l'incompréhension de leur véritable caractère et à l'incohérence des moyens traditionnellement employés pour les combattre.

Les Maladies de Peau
ne sont pas des Maladies
purement externes

Nombreux sont les malades qui, abusés par les apparences, s'imaginent qu'une maladie de peau est exclusivement constituée par les phénomènes épidermiques, par « *ce qui se voit* », et que, par conséquent, un traitement externe doit suffire à en avoir raison.

La vérité est tout autre. La vérité est que les troub
apparents, les altérations morphologiques — tach
papules, boutons, ulcérations, poussées congestiv
dartres, etc. — ne sont, en général, que des sym
tômes d'un mal plus profond, et que borner la mé
cation à des pratiques susceptibles uniquement d'i
fluencer ces symptômes secondaires, c'est perdre s
temps et sa peine.

Notre peau, ce maillot collant dont la prévoya
Nature a revêtu nos tissus pour les préserver
injures de l'air et des frôlements indiscrets, n'est p
comme on pourrait le croire, isolable du reste
l'organisme. Elle en fait, au contraire, partie intégran
non pas seulement parce qu'elle en épouse étroitem
les formes, mais encore et surtout parce qu'elle
partage la fortune physiologique, grâce au dou
réseau de nerfs et de vaisseaux qui l'y soude
Si la peau, en d'autres termes, est un organe distin
ayant ses fonctions spéciales, elle n'est pas plus
organe indépendant que le cœur ou la vessie, la r
ou le cerveau ne sont des organes indépendants.

Aussi, est-il rare que la peau soit malade sans
la santé générale ne doive être mise en cause, s
qu'il n'y ait sous roche quelque désordre nerve
quelque trouble de la circulation ou de la nutriti
quelque diathèse ou quelque self-empoisonneme
dont les manifestations cutanées ne sont que l'e

rescence. Lorsque la peau se pèle ou s'ulcère, lorsqu'elle se couvre de pustules, de furoncles ou de croûtes, lorsqu'on y voit apparaître des éruptions, des pigmentations anormales, ce n'est pas à la peau qu'il faut s'en prendre, car la cause morbifique est ailleurs : c'est tantôt la fermentation putride de l'estomac, tantôt l'obstruction de l'intestin, du foie ou des reins, tantôt même une lésion de l'utérus, aboutissant à la corruption du sang, où reflue et s'accumule le trop plein des toxines.

On comprend dès lors et pourquoi tous les traitements purement externes, quels qu'ils soient — frictions, onctions, eaux merveilleuses, embrocations, etc. — ne peuvent pas guérir complètement.

En mettant même, en effet, tout au mieux, les résultats, forcément localisés, ne pourront jamais être que superficiels et provisoires, puisque la cause véritable, la cause profonde, sera demeurée inaccessible, continuant d'engendrer — quelqu'un l'a dit en termes pittoresques — plus de gourmes que le patient n'en peut jeter. Ce n'est pas d'aujourd'hui que cette observation a été faite par certains dermatologistes, qui, manquant malheureusement de pondération, se sont empressés de tomber dans l'excès contraire. Aux yeux d'une certaine école, seul, le traitement interne est efficace. Et, sur la foi de ce principe, l'on s'évertue à gorger le malade, sous le spécieux prétexte de lui dépurer le sang, de tout ce que la science peut offrir de plus énergique en fait de drogues.

Trop souvent, hélas, le remède est pire que le mal, soit parce qu'il n'a d'effet qu'à la condition de fatiguer outre mesure l'estomac ou l'intestin, soit parce qu'il doit son action à la présence de poisons ou de produits chimiques, dont on ne saurait abuser, ni même parfois user sans péril, soit enfin parce que, parmi les nombreux malades auxquels on l'administre à tort et à travers, il en est peut-être plus d'un pour qui la contre-indication serait formelle.

A ce régime aventureux, l'organisme a tôt fait de s'épuiser et de perdre son ressort. Il cesse de réagir, de telle sorte que l'auto-intoxication s'aggravant sans cesse, au lieu de s'atténuer, la dermatose a beau jeu. Finalement, le patient n'y a rien gagné, si ce n'est d'ajouter une misère de plus à celle dont il souffrait déjà.

Quel doit être le remède efficace ?

Dès lors, plusieurs conclusions s'imposent : c'est que pour être à la fois inoffensif et efficace, le traitement rationnel des maladies de peau ne doit faire emploi d'aucune matière vénéneuse ; c'est que, tout en purifiant le sang et en le purgeant des impuretés qui l'épaississent et le corrompent, il doit n'exercer aucune action nuisible sur le tube digestif ; c'est enfin qu'il doit opérer, à la fois, par dedans et par dehors, et s'attaquer concurremment à la cause interne et aux symptômes extérieurs, de façon à prendre l'ennemi entre deux feux.

Le Traitement Normand

Si difficile à résoudre que fût un tel problème, il a pourtant été résolu après de nombreux travaux et de laborieuses recherches, grâce à la découverte du **Traitement Normand**, dont l'infaillibilité, désormais consacrée par des milliers de guérisons, obtenues dans des *cas désespérés*, n'a plus à faire ses preuves.

Le **Traitement Normand,** expérimenté par des médecins célèbres, est véritablement le traitement idéal des maladies de peau, quelles que soient leur origine, leur nature et leur forme, jusques et y compris les plus invétérées, et celles-là, même, qui ont résisté victorieusement à toutes les autres médications.

Est-ce à dire que le **Traitement Normand** soit une panacée universelle ? Evidemment non. Une semblable prétention serait d'autant plus outrecuidante qu'il n'existe pas, qu'il ne saurait exister de panacée universelle ailleurs que dans les boniments fallacieux avec lesquels les charlatans mystifient la crédulité publique. Non, le **Traitement Normand** n'est pas un remède à tous les maux; mais c'est une méthode sérieuse, basée sur l'expérience scientifique, dont l'effet est, en annihilant les principes irritants et infectieux, d'assurer à l'organisme, récuré, tonifié, ragaillardi, le maximum de résistance.

Le "Traitement Normand"

est inoffensif

Il va de soi qu'à l'encontre de tant d'autres remèdes, il ne contient aucun poison. C'est surtout aux plantes médicinales, à ces *simples* dont l'empirisme divinatoire des anciens a tiré un si fructueux parti, qu'il emprunte ses vertus, exemptes, en raison de leur provenance, des inconvénients et des dangers dont les préparations à base d'iodure et de produits chimiques font payer si cher leurs précaires bienfaits.

Le **Traitement Normand** possède donc une innocuité absolue, qui lui permet d'être pris impunément par les sujets les plus délicats et les plus chétifs, même par les vieillards et les petits enfants. Il n'irrite jamais ni l'estomac, ni l'intestin, ni les reins, ni la vessie. Il ne provoque pas la constipation — au contraire — et loin de fatiguer l'organisme, il le fortifie et le galvanise, tout en l'assainissant.

C'est donc un remède précieux, puisqu'il guérit sûrement, sans danger pour la santé.

Enfin, pour assurer une guérison certaine, le **Traitement Normand**, grâce à sa simplicité, n'exige ni repos, ni cessation de travail : ce qui est appréciable pour nombre de malheureux atteints de ces maladies et qui sont forcés, malgré tout, de continuer à travailler.

Le " Traitement Normand "

s'applique

à toutes les maladies de Peau

Toutes les maladies de peau généralement quelconques, depuis les simples clous jusqu'à l'eczéma, en passant par les dartres, l'acné, l'herpès, l'impétigo, la furonculose, l'anthrax, l'urticaire, les plaies variqueuses, le psoriasis, le sycosis, la pelade, etc., sont radicalement guéries par le **Traitement Normand**. Et cela s'explique sans peine pour qui sait que la propriété essentielle du **Traitement Normand** est de clarifier le sang, de le débarrasser de ses ordures et de lui rendre sa composition normale, en le mettant à l'abri des contaminations nouvelles, pendant que, d'autre part, il rafraîchit la peau, la régénère et en efface les stigmates pathologiques.

Le " Traitement Normand "

est un remède complet

Ne l'oublions pas, en effet, le **Traitement Normand** est, par principe et par destination, à double détente. Il opère en même temps à l'intérieur et à l'extérieur. Il ne se borne pas à étancher l'eau qui coule : il ferme, par la même occasion, le robinet inondeur.

Le **Traitement Normand** comprend en conséquence deux préparations distinctes, mais inséparables et solidaires :

1º Un remède *interne* qui est le DÉPURATIF ;

2º Un remède *externe* qui est la LOTION.

Le **Dépuratif du Traitement Normand**, qui se prend à l'intérieur, par cuillerées, comme un élixir ou une potion, a pour but de corriger les vices du sang, de le désinfecter en quelque sorte, en éliminant ou en neutralisant les éléments malsains, d'où s'engendrent, comme d'une écume qui monterait à la surface, la plupart des maladies de peau. Il est même recommandé *à titre préventif*, car il a cette supériorité incontestée sur les remèdes similaires, de fortifier l'organisme tout en empêchant le sang de se vicier.

La **Lotion du Traitement Normand**, qui

s'emploie à l'extérieur, soit en lavages, soit en compresses, est destinée à pallier et à guérir les troubles superficiels : elle apaise les démangeaisons, calme les souffrances locales, cicatrise les plaies, dessèche les suppurations, détache les escharres, résout les boutons et les pustules, et rend à l'épiderme sa couleur normale, son lustre et sa netteté.

Il ne faut rien négliger

pour se guérir

C'est l'emploi simultané de ces deux remèdes (*intùs et extra*) qui constitue l'essence même du **Traitement Normand**. On pourrait s'en tenir là, avec la certitude du succès. Il convient, cependant, pour mettre dans le jeu du malade le plus d'atouts possible, d'y joindre certains compléments dont l'utilité saute aux yeux.

Il va sans dire qu'un régime alimentaire s'impose. Il serait souverainement téméraire, en effet, pour ne pas dire souverainement absurde, de s'amuser à réintroduire le poison par une porte, au fur et à mesure qu'on travaille à l'expulser par une autre. Pendant tout le temps que dure le **Traitement Normand**, le malade doit s'abstenir, autant que possible, d'alcool, d'épices, de gibier, de coquillages, de poisson, de charcuterie, de crudités, de mets faisandés, aliments susceptibles, en augmentant l'acidité ou l'âcreté du sang et en le saturant de toxines, de retarder le succès de la cure. Les œufs et le laitage, les viandes blanches et les légumes feront, de préférence, le fond de son menu, car, il importe avant tout de prévenir les fâcheuses fermentations intestinales.

En cas de constipation, même légère, le malade fera bien, pour accentuer l'action rafraîchissante du **Traitement Normand**, d'y associer les *Pastilles laxatives*, qui sont, tout à la fois, le plus efficace et le plus agréable des moyens d'assurer la liberté du ventre.

Voilà pour le for intérieur.

Pour le for extérieur, bien que la Lotion du Traitement Normand suffise à toute occurrence pour assurer la guérison, nous ne saurions trop conseiller l'emploi quotidien, pour les soins de la toilette, du *Savon spécial du Traitement Normand*, préparé d'après les mêmes principes, et qui est, en outre de son action curative, le meilleur des préservatifs contre les irritations bénignes ou graves auxquelles est toujours exposée notre pauvre peau.

Désormais, le cycle est complet : il ne manque plus rien, pas même les détails qu'on pourrait appeler de luxe, au **Traitement Normand.**

Combien de temps doit durer

" le Traitement Normand "

Reste à savoir combien de temps doit durer le **Traitement Normand** pour réaliser les guérisons radicales, définitives et complètes, dont seul, de tous les traitements qui figurent dans l'arsenal pharmaceutique, il détient le monopole.

C'est la question que posent, presque machinalement, tous les malades, surtout ceux — ils sont légion, hélas ! — qui, ayant essayé en vain de cent remèdes divers, sentent le découragement les gagner et ne risquent plus un dernier essai que la mort dans l'âme, par pur acquit de conscience.

Quelque logique, quelque légitime que soit cette question, il ne saurait y être fait de réponse ferme.

Il est surtout un point sur lequel nous ne saurions assez insister : c'est de mettre en garde les malades contre ces promesses fallacieuses : *Guérison assurée de telle maladie en tant de jours. — Un seul flacon suffit pour guérir ! etc., etc.*

Le simple bon sens suffit à vous dire qu'un même

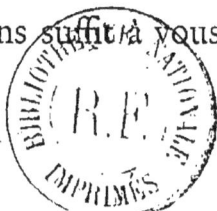

remède ne peut guérir tous les maux et que la durée d'une affection est essentiellement variable.

Tout, en effet, dépend des circonstances et des conditions individuelles. *Il n'y a pas de maladies*, il n'y a que des malades. Autrement dit, il n'y a pas deux cas pathologiques, non plus que deux feuilles d'arbres, absolument semblables, ni deux personnes réagissant absolument de la même façon au même traitement.

Aussi l'action du **Traitement Normand** — infaillible contre toutes les maladies de peau — varie logiquement, de sujet à sujet.

Tout ce qu'on peut dire de ce précieux remède, c'est qu'il opérera d'autant plus rapidement, que le mal sera moins grave et moins invétéré. Certes, ceux qui ont négligé de se soigner et qui ne viennent au **Traitement Normand** qu'en désespoir de cause, après avoir laissé le mal se développer à son aise, parfois même après s'être abîmé le tempérament par malheureuses expériences, ne devront pas s'étonner d'être guéris moins vite que ceux qui ont eu la sagesse ou le bonheur de s'y prendre à temps.

Mais ce qu'on peut affirmer, c'est que le **Traitement Normand** n'a jamais trahi la confiance de ceux qui ont employé ce précieux remède et que la guérison tant désirée a toujours été *infailliblement* obtenue.

En résumé, nous pouvons en toute confiance vous déclarer :

Avez-vous depuis de longues années une affection de la peau qui vous rend la vie insupportable ?

Avez-vous essayé les mille remèdes proposés de tous côtés ?

Avez-vous perdu tout espoir ?

Faites une dernière tentative !

Essayez le Traitement Normand

et vous n'aurez pas à le regretter. La guérison est absolument certaine, comme le prouvent les milliers de guérisons obtenues jusqu'à ce jour.

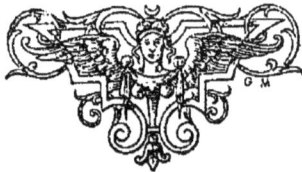

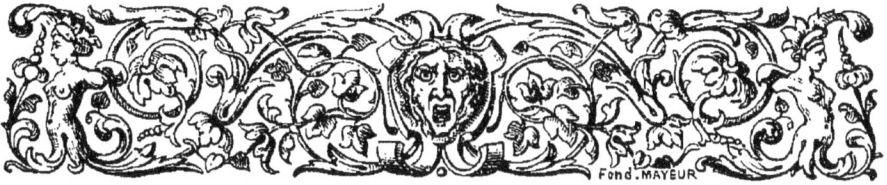

Mode d'Emploi du
" Traitement Normand "

1º **Dépuratif** du **Traitement Normand.** — Le Dépuratif du **Traitement Normand** *(remède interne)* se prend à l'intérieur, pur ou dans un peu d'eau, à la dose suivante :

ADULTES. — Une cuillerée à soupe avant les deux principaux repas.

JEUNES GENS. — Deux cuillerées à dessert par jour.

ENFANTS. — Au-dessus de 3 ans : deux cuilllerées à café par jour.

— Au-dessous de 3 ans : une cuillerée à café par jour.

Le Dépuratif du **Traitement Normand** devant passer dans le sang doit être pris au commencement des repas ; il est digéré avec les aliments et son action est ainsi plus rapide.

Si, par hasard, le malade avait oublié de le prendre avant le repas, il peut, sans inconvénient pour l'estomac et la digestion, le prendre en mangeant.

2º **Lotion du Traitement Normand.** — La Lotion du **Traitement Normand** (*remède externe*) s'emploie en lotions, matin et soir, sur les endroits malades, jusqu'à ce que la peau ait recouvré son aspect normal.

Les personnes malades peuvent, sans inconvénient, augmenter le nombre de lotions jusqu'à cinq et six par jour ; les démangeaisons sont calmées immédiatement et la guérison n'en est que plus rapide.

Pour les *ulcères variqueux, maux de jambes, plaies de toute nature*, etc., il est indispensable de mettre une compresse de la Lotion du **Traitement Normand**, après avoir lavé les plaies ; mais, pour les compresses, au lieu d'employer la Lotion pure, il faut la couper de moitié d'eau et même davantage, si cela est nécessaire, jusqu'à ce qu'on puisse supporter la compresse sans douleur.

Pour les lotions et compresses, il faut avoir soin de se servir toujours de coton hydrophile et ne jamais employer de toile.

Il est nécessaire de renouveler les compresses de Lotion assez souvent pour qu'elles ne sèchent pas sur les plaies : on évitera ainsi d'irriter la plaie, en enlevant le coton hydrophile par trop sec.

Pour maintenir plus longtemps l'humidité de la compresse, nous conseillons de la recouvrir d'un carré de taffetas gommé.

En un mot, la guérison est d'autant plus rapide que les pansements sont faits plus fréquemment et avec le plus de soin possible.

3° **Savon spécial** du **Traitement Normand.** — Bien que le **Traitement Normand** se compose, ainsi que nous l'avons expliqué, du *Dépuratif* et de la *Lotion*, nous ne saurions trop conseiller, surtout à ceux dont le visage et les mains sont malades, d'employer aux soins quotidiens de la toilette, le savon spécial du **Traitement Normand,** afin de compléter le traitement et de lui donner toute sa valeur. Non pas que ce savon soit indispensable au succès de la cure, mais il la facilite, en hâte le résultat et préserve l'épiderme pour l'avenir.

Nous conseillons même l'emploi quotidien de ce *Savon spécial,* aux personnes qui n'ont pas d'affection cutanée ; ses propriétés antiseptiques, jointes à un parfum agréable autant que discret, le recommandent tout particulièrement pour les soins de la toilette.

4° **Pastilles Laxatives du Traitement Normand.** — Ainsi qu'il a été dit plus haut, il est nécessaire, pour ne pas contrarier l'effet du **Traitement Normand,** d'éviter avec le plus grand soin la constipation.

Aussi, conseillons-nous aux personnes qui sont constipées de faire usage des *Pastilles laxatives* du **Traitement Normand** qui, jouissant des propriétés dépuratives du traitement, facilitent les fonctions intestinales, sans fatigue pour l'estomac.

Ces pastilles, d'un usage commode et d'un goût agréable, se prennent à la dose de 1 ou 2 pastilles, suivant le besoin, tous les soirs ou tous les deux ou trois jours.

Il est difficile, en effet, de fixer une dose exacte, les malades étant plus ou moins constipés et ayant, par conséquent, besoin d'avoir plus ou moins recours à l'usage de ces pastilles laxatives.

Régime Alimentaire du "Traitement Normand"

Nous ne saurions trop recommander aux malades qui suivent le **Traitement Normand :**

De se nourrir de préférence de laitage, œufs, viandes blanches et légumes.

De s'abstenir autant que possible d'aliments épicés, gibier, charcuterie, poisson, crustacés, vinaigrette, fruits crus, café, alcool, liqueurs, et, en un mot, de tous aliments susceptibles de donner de l'âcreté au sang et de nuire, par là même, à l'action curative du traitement.

OBSERVATION. — Nous croyons utile de prévenir les malades que dans certains cas de maladies de peau, eczémas, dartres, ulcères, etc, il peut se produire une poussée plus violente du mal, après quelques jours de traitement.

Or, il ne faut nullement s'inquiéter de cette aggravation apparente, qui n'est qu'un indice certain de l'assimilation du remède dans l'organisme.

Il faut au contraire persévérer bien régulièrement dans l'emploi du **Traitement Normand**, dont les effets bienfaisants se traduiront par une prompte et parfaite guérison.

Il faut suivre le Traitement Normand

avec persévérance

Il arrive, quelquefois, que dans les cas bénins, un seul flacon de dépuratif et un seul flacon de lotion du **Traitement Normand** suffisent pour procurer la guérison. Mais il va de soi qu'il en faut souvent davantage. Tout dépend de la gravité du mal : il faut ce qu'il faut, comme l'on dit.

Aussi, insistons-nous tout particulièrement près des malades pour qu'ils suivent jusqu'au bout le **Traitement Normand** et ne se contentent pas d'essayer ce remède comme le font certaines personnes qui changent de médicament tous les jours.

Nous n'hésitons pas à leur dire : Si votre intention est de suivre le **Traitement Normand** imparfaitement, sans confiance, pour l'abandonner ensuite, il est inutile d'en essayer.

Si, au contraire, votre intention est de le suivre scrupuleusement (ce qui ne vous occasionnera d'ailleurs aucun changement d'habitudes), n'hésitez pas à le faire le plus vite possible.

Nous ne craignons pas, dans ces conditions, de garantir la guérison.

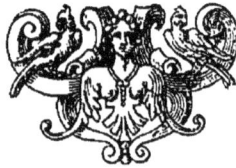

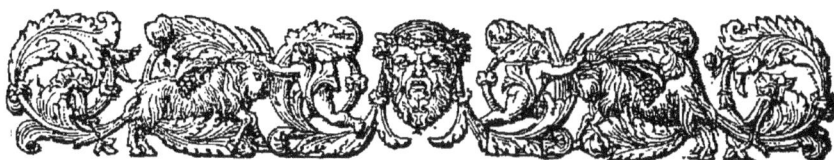

Comment éviter

les Maladies de Peau

Nous nous sommes attaché, dans les pages qui précèdent, à faire connaître à ceux qui souffrent les effets bienfaisants du **Traitement Normand,** le spécifique idéal de toutes les affections de la peau, si nombreuses et si diverses qu'elles puissent être et le seul remède capable de prévenir à tout jamais le retour de ces affections.

Mais un devoir nous incombait encore, auquel nous n'avons pas voulu faillir : nous devions songer non seulement à ceux qui souffrent, mais à ceux aussi qui, quoique bien portants, ne sont pas à l'abri d'une maladie de peau.

Existe-t-il un moyen réellement efficace de prévenir les maladies de peau ?

A cette question, qui peut paraître embarrassante dès qu'elle se pose, nous n'hésitons pas à répondre affirmativement, parce que les travaux que nous avons faits nous y autorisent.

Oui, l'on peut éviter les maladies de peau, mais à deux conditions :

1° Purifier le sang, de temps en temps, pour l'empêcher de se vicier et de se corrompre ;

2° Donner à la peau les soins hygiéniques nécessaires.

L'exposé aussi précis que possible de l'application du **Traitement Normand** comme remède préventif des maladies de peau, complètera l'œuvre scientifique que nous avons commencée.

Tout d'abord, il faut purifier le sang de temps en temps pour lui conserver toute sa pureté et le mettre à l'abri de toute corruption.

L'emploi du Dépuratif du **Traitement Normand** chaque année, au printemps et à l'automne, pendant un mois, est le meilleur préventif contre les altérations du sang qui, surtout à ces époques de l'année se traduisent par des inconvénients sans nombre.

Bien des personnes, en effet, sont affligées souvent de boutons, clous, furoncles, anthrax, etc. Chez d'autres, la circulation du sang se ralentit et provoque des troubles nerveux, étourdissements, vapeurs, chaleurs, migraines, névralgies, congestions, etc.; chez d'autres, enfin, l'appétit disparaît, l'estomac fonctionne mal et engendre bien souvent une douloureuse lassitude et un affaiblissement général.

L'on croit alors, communément, avoir purifié le sang en prenant simplement une purgation. Or, les purgations trop souvent répétées ne font, au contraire, qu'affaiblir l'organisme et qu'appauvrir le sang.

Il est donc nécessaire d'avoir recours à un produit scientifiquement dosé qui purifie le sang sans l'affaiblir. C'est pourquoi nous recommandons à tous l'emploi du Dépuratif du **Traitement Normand,** qui jouit de propriétés non seulement dépuratives, mais encore toniques et reconstituantes et peut, conséquemment, être supporté par les tempéraments les plus délicats.

Nous ne recommanderons pas avec moins d'insistance de donner à la peau les soins hygiéniques nécessaires.

Bien des gens, en effet — et cela peut paraître étrange — ne savent pas accorder à la peau les soins que celle-ci réclame, pour ne pas se contaminer : et cette négligence est souvent la cause d'affections toutes plus ennuyeuses et parfois plus graves les unes que les autres.

Boutons, démangeaisons, dartres, eczémas, rides, etc., toutes ces manifestations ont parfois pour cause un mauvais nettoyage de la peau et dénotent une application défectueuse de l'hygiène.

Notre rôle ne se borne pas à critiquer, et il nous

faut répondre à cette question bien simple en apparence et cependant plus complexe qu'on ne le croit :
Comment faut-il se laver ?

Nous ne saurions trop le répéter à tous : l'emploi
du Savon spécial et de la Lotion du **Traitement
Normand** ont leur place marquée dans la toilette
de chaque jour.

Recommander l'emploi d'un savon spécial peut
paraître étrange, mais on a vite fait de reconnaître
l'utilité d'un semblable conseil. Il ne faut pas croire,
en effet, que la préparation d'un savon soit chose
facile. La plupart de ceux qui fabriquent des savons
s'attachent soit à préparer un produit à vil prix au
détriment de sa qualité, car il est alors d'une acidité
dangereuse pour l'épiderme, soit à lui donner avant
tout une présentation extérieure captivante pour
l'œil, permettant dès lors d'en majorer le prix. Et
quand ils ont ajouté un parfum pénétrant, souvent
composé de produits chimiques et par cela même
irritant la peau, ils ont atteint leur but. A l'encontre
de cette façon de faire, nous avons préparé notre
savon d'après les principes mêmes du **Traitement
Normand** : c'est dire qu'il jouit de propriétés à la
fois antiseptiques et adoucissantes pour la peau. De
plus, après avoir étudié scientifiquement la composition de ce savon, nous ne négligeons jamais de con-

trôler l'exécution fidèle de notre formule par une scrupuleuse analyse.

En un mot, le Savon spécial du **Traitement Normand** pourrait se résumer dans ces deux mots : Hygiène et Beauté, car il joint à ses propriétés antiseptiques, un parfum naturel, agréable et discret, qui font de ce savon le meilleur de tous pour les soins quotidiens de la toilette.

La Lotion du **Traitement Normand** complète l'effet bienfaisant du savon. En effet, si dans la guérison des maladies de peau, elle donne de si heureux résultats, c'est une raison de plus pour ne pas dédaigner son action préventive. Sans doute son emploi est différent mais pas moins recommandable. Cette Lotion qui n'a aucune odeur désagréable remplace avec avantage nombre de vinaigres de toilette. Il suffit d'en ajouter un mince filet dans l'eau qui sert à se rincer les mains, le visage ou les autres parties du corps, pour laisser ainsi sur l'épiderme comme une couche protectrice qui l'empêchera de se contaminer.

En un mot, tous doivent employer pour les soins quotidiens de la toilette le Savon Spécial et la Lotion du **Traitement Normand**, mais nous donnons tout spécialement ce conseil aux jeunes gens qui voudraient éviter d'avoir sur le visage des points noirs, des petits boutons, des pustules d'acné, des dartres, etc., aux jeunes femmes qui ne voudront pas vieillir, se faner, se rider, dont le teint restera clair et la carnation délicieuse.

Nous avons tenu à nous étendre assez longuement sur les soins de la toilette, souvent trop négligés, pour bien montrer à nos lecteurs qu'il vaut mieux prévenir le mal que de le guérir.

Aussi, nous n'hésitons pas à conclure en disant : Le **Traitement Normand** n'est pas seulement un curatif, mais encore un préventif : il ne guérit pas seulement les malades, mais il assure à ceux qui sont bien portants la pureté du sang et la fraîcheur de l'épiderme.

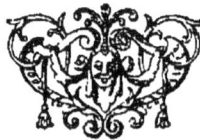

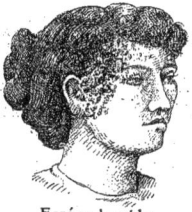

Eczéma humide
du visage, vieux de 8 ans ;
malade guérie en 2 m. 1/2

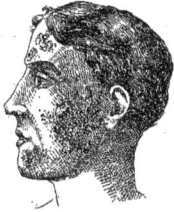

Dartres de la face
guéries en 15 jours

Im tigo (Gourmes)
avec engo ment ganglionnaire chez
un enfant 20 mois, guéri en 35 j.

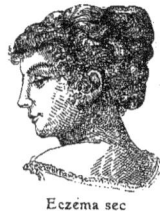

Eczéma sec
du front et de l'oreille
vieux de 5 ans
malade guérie en 2 mois

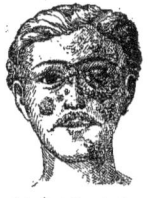

Acné et Psoriasis
chez un jeune homme,
guéri en 65 jours

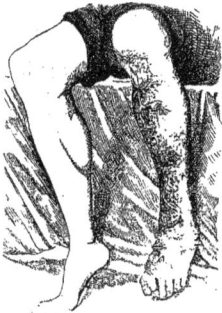

Herpès tonsurant et Syco s
chez un adulte, malade depuis ois
guéri en 40 jours

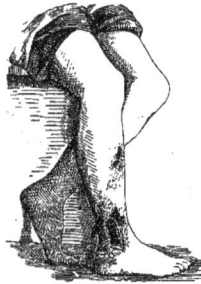

Eczéma sec
du tronc et des bras, guéri
en 35 jours

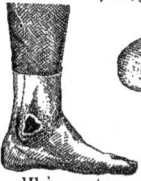

Eczéma variqueux
vieux de 7 ans, guéri en 3 mois

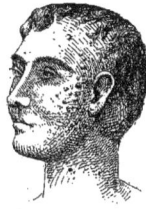

Ulcère variqueux
vieux de 7 mois, guéri en 20 jours

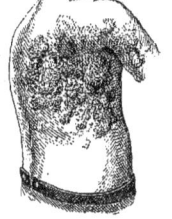

Ulcère rongeant
de la plante des pieds, guéri
en 21 jours

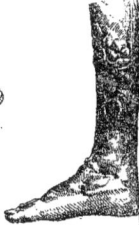

Ulcère variqueux
vieux de 8 mois, guéri
en 3 semaines

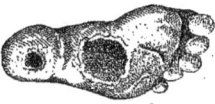

Ulcère variqueux
vieux de 5 ans, guéri
3 mois

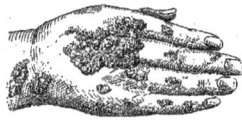

Eczéma de la main
vieux de 2 ans, guéri en 26 jours

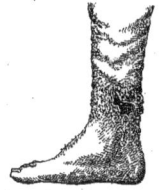

Eczéma variqueux
avec plaie, vieux de 6 ans
guéri en 2 mois

DESSINS D'APRÈS PHOTOGRAPHIE

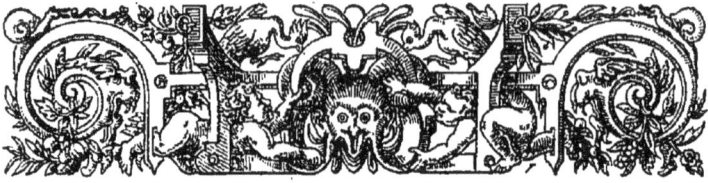

De Quelques Maladies
de Peau et vices du Sang

Nous avons tenu à décrire, en quelques mots, les maladies de peau les plus fréquentes et quelques vices du sang : mais, il va sans dire qu'en dehors de ces maladies, il existe une variété considérable d'affections cutanées.

Ce serait donc un grand tort de croire que le **Traitement Normand** *ne s'applique qu'aux maladies décrites ci-après :*

Le **Traitement Normand guérit infailliblement toutes les Maladies de Peau,** *en s'adressant, non seulement, aux effets de la maladie, mais directement à la cause profonde : sous son action, le germe est détruit, et par conséquent, il n'y a plus à craindre de manifestations provenant de son existence.*

ACNÉ. — L'acné consiste en de petites pustules rouges, aiguës ou chroniques, contenant souvent un peu de matière blanche et dont le sommet est quel-

quefois un point noir presque imperceptible. L'acné
siège surtout à la figure, sur le nez et les lèvres,
ou bien encore sur la peau du dos et des bras.
Si cette affection n'est pas soignée elle ne peut que
s'aggraver et engendrer la couperose : la peau devient
et reste alors d'un rouge violacé très accentué et les
pustules ne font qu'augmenter.

BOUTONS, DÉMANGEAISONS, ROUGEURS.
— Ces maladies légères de la peau sont trop
connues pour qu'il soit besoin de les décrire d'une
façon spéciale, qu'il nous suffise de dire qu'elles sont
toutes la conséquence d'un sang vicié et qu'il est
bon de ne pas les négliger.

DARTRES. — Les dartres se révèlent sous forme
d'éruptions, de vésicules réunies en groupes sur une
base enflammée et disposée de façon à occuper une
ou plusieurs plaques, bien circonscrites de la peau,
séparées les unes des autres par des espaces où l'épiderme est intact.

Les dartres sont le résultat d'un vice organique du
tempérament de l'individu et sont souvent hérédi-
taires. Pendant la jeunesse, les dartres occupent la
peau : mais par suite de changements organiques
opérés par l'âge, elles peuvent se porter à l'intérieur, sur les muqueuses, et engendrer diverses
maladies telles que : angine, emphysème, asthme, etc.

Les dartres se présentent sous des formes diffé-
rentes suivant leur siège. Elles peuvent être *furfu-
racées* (ce sont alors des taches roses qui démangent,
à peine apparentes et qui sont suivies d'une desquamation de la peau semblable à des brins de son),
papuleuses (petites élevures rouges qui se déchirent et
se recouvrent d'une petite croûte sanguine); *pustu-
leuses* (un petit bouton qui se remplit de liquide clair,
qui cuit, fait gratter le malade ; qui crève ensuite et
est remplacé par une croûte assez large) ; *squameuses*
(petites écailles de peau qui tombent par le frotte-
ment et se renouvellent sans cesse ; la peau est un
peu rouge au-dessous.)

ECZÉMA. — L'eczéma est caractérisé par un
fourmillement avec chaleur, démangeaison, rougeur,
suivis de l'apparition de petites vésicules se dessé-
chant ou suppurant et se recouvrant de squames
épidermiques (écailles formées de morceaux de peau
superficielle).

Il existe de nombreuses variétés d'eczéma : mais il
est divisé surtout en deux catégories : exzéma sec,
quand les petites vésicules se dessèchent simplement
et farinent — eczéma humide ou suintant, quand il y
a suppuration.

L'eczéma est général ou partiel et, dans ce cas, il
occupe le cuir chevelu, les paupières, les oreilles, les
narines, les lèvres, le menton, l'anus, les mains et les

jambes. Fréquemment il accompagne les plaies variqueuses : *eczéma variqueux*.

ÉRYSIPÈLE. — L'érysipèle est l'inflammation du réseau capillaire lymphatique, superficiel, du derme, caractérisée par une altération de la lymphe et des parois des lymphatiques.

L'érysipèle fait souvent son apparition sur la face en commençant sur la joue ou ailleurs pour s'étendre ensuite sur toute la figure ou sur le cuir chevelu. Il enlève la peau comme le ferait une flamme, laissant de la rougeur, de l'enflure, des démangeaisons et une chaleur brûlante, bientôt suivies de desquamation souvent suppurante.

FEUX DE SAINT-ANTOINE. — Nom donné dans quelques contrées à certaines formes de dartres.

FISTULE. — La fistule est un ulcère en forme de canal étroit, profond, plus ou moins sinueux, provenant d'une lésion des tissus. Si ce canal fait communiquer une cavité muqueuse avec la surface ségmentaire ou avec une autre cavité muqueuse, c'est une *fistule complète* ou *fistule vraie*.

Si ce canal ouvert sur la peau communique avec un foyer en suppuration ou un kyste à parois organisées, on est en présence d'une *fistule incomplète* ou *trajet fistuleux*.

FURONCLES, CLOUS, ANTHRAX. — Les furoncles, ainsi que les clous, sont dus à une inflammation profonde du derme, et caractérisés par la production d'une pseudo-membrane fibrineuse, contenant du pus et désignée sous le nom de *bourbillon*.

Ils se développent surtout sous l'influence d'une irritation de la peau : c'est ce qui explique d'ailleurs, qu'ils ont de préférence leur siège sur le cou, lequel est fréquemment irrité par le col ; cependant les clous et furoncles peuvent encore occuper d'autres endroits.

L'anthrax, qui n'est en quelque sorte qu'un gros furoncle, débute d'ordinaire par une tuméfaction d'un rouge violacé, douloureuse et une mollesse pâteuse : il acquiert bientôt un volume énorme et détermine d'atroces douleurs accompagnées de fièvre et de phénomènes généraux très graves.

GANGLIONS, GLANDES (Engorgement des), HUMEURS FROIDES, SCROFULES. — Ces affections se manifestent surtout chez les enfants d'un tempérament lymphatique et accompagnent souvent les gourmes. Elles sont dues au gonflement des glandes lymphatiques — ce qui explique les grosseurs sous formes de petites boules dures qu'on sent rouler sous les doigts.

GOURMES, IMPÉTIGO. — L'impétigo, appelé communément gourmes, se rencontre souvent chez les jeunes enfants : il est caractérisé par des pustules blanchâtres, dont l'humeur se concrète sous forme de croûtes molles, jaunes, transparentes, ou bien coule sur la peau du voisinage.

Il occupe le cuir chevelu, le visage, les oreilles et même les membres. Les démangeaisons qu'il provoque sont assez vives.

Certaines personnes prétendent qu'il ne faut point faire passer les gourmes des enfants, sous prétexte que l'humeur qui sort ainsi purifie le sang : c'est là une grave erreur, car ces gourmes affaiblissent l'enfant. Mais ce qu'il ne faut pas faire, c'est soigner les gourmes et essayer de les guérir, sans donner à l'intérieur un remède dépuratif.

HÉMORROIDES. — Les hémorrhoïdes sont des tumeurs qui se forment autour de l'anus et qui le plus souvent donnent lieu à un écoulement sanguin : ce sont de véritables varices qui se développent aux dépens des veines sous-muqueuses de l'extrémité inférieure du rectum.

Elles sont caractérisées par la présence à l'orifice du rectum ou à la marge de l'anus de certaines grosseurs dont le volume varie depuis celui d'une lentille jusqu'à celui d'un œuf.

HERPÈS. — L'éruption de petites vésicules d'abord transparentes, puis opalines, et renfermant un liquide clair, caractérise l'herpès.

L'herpès, bien que pouvant se rencontrer sur les diverses parties du corps se localise particulièrement sur les muqueuses et siège de préférence aux lèvres, aux ailes du nez et aux organes génitaux.

PELADE, CHUTE DES CHEVEUX. — Quand on voit les cheveux tomber sur différents points, sans aucune maladie du cuir chevelu et que la peau du crâne reste glabre, lisse et brillante, on est en présence de la pelade.

C'est une maladie qu'il faut soigner avec énergie : car si on ne l'arrête pas à temps, il en résulte une *alopécie* définitive, c'est-à-dire une chute complète des cheveux.

PHLÉBITE. — La phlébite est l'inflammation de la membrane interne des veines — il se produit dès lors une coagulation du sang, un œdème douloureux et les jambes enflent et deviennent d'un rouge violacé. Cette inflammation peut se développer sur toutes les veines du corps — cependant les veines des membres du voisinage des plaies en sont le plus souvent atteintes.

PITYRIASIS. — Le pityriasis est caractérisé par de petites taches roses prurigineuses suivies d'une desquamation furfuracée : il occupe la face, la partie antérieure de la poitrine et principalement la barbe et le cuir chevelu, où il détermine des pellicules et quelquefois la chute temporaire ou définitive des cheveux.

PLAIES VARIQUEUSES, MAUX DE JAMBES, VARICES. — Les varices sont des dilatations permanentes des veines, telles que ces vaisseaux deviennent plus longs et se replient sur eux-mêmes, en même temps que leur calibre augmente.

Les varices sont superficielles et profondes : superficielles, elles se manifestent par des tumeurs sinueuses, formant plus tard, lorsque les dilatations augmentent, des paquets variqueux ; quant aux varices profondes, existant surtout dans les membres inférieurs, on les reconnaît à une lourdeur et à un engourdissement assez considérable de la jambe, à une douleur fréquente dans le mollet, qui cessent souvent pendant la nuit.

Les varices donnent souvent lieu à des accidents : sous l'influence d'un effort ou d'un coup, même léger, la veine enflammée peut se rompre spontanément et la varice se transformer en ulcère variqueux appelé communément plaie variqueuse.

PRURIGO. — Des papules produisant une vive démangeaison couvertes d'une petite croûte brune de sang desséché caractérisent le prurigo : il est toujours compliqué d'eczéma.

PSORIASIS. — Le psoriasis se présente sous forme de plaques squameuses blanches, brillantes, plus ou moins saillantes, au-dessous desquelles le derme est d'un rouge très vif et saignant facilement.

Non seulement le psoriasis occupe la peau, mais il peut altérer les ongles et les rendre jaunâtres, cassants et fendillés en tous sens.

Le tissu de la peau finit parfois par s'endurcir et se dessécher tellement qu'on a comparé à l'écorce rugueuse des vieux arbres, l'aspect que présente la surface de la partie atteinte de psoriasis.

ROUES DE SAINTE-CATHERINE. — C'est encore, ainsi que les feux de Saint-Antoine, un nom donné, dans quelques contrées, à certaines formes de dartres.

SYCOSIS. — Le sycosis, ou sycose, n'est qu'une dartre se développant dans la barbe et compliquée par la présence d'un parasite, le tricophyton, lequel pénètre dans les follicules pileux et donne parfois naissance à des pustules acuminées éparses ou disposées en groupe sur le menton, la lèvre supérieure, dans les régions sous-maxillaires, et les parties latérales de la face.

URTICAIRE. — L'Urticaire est caractérisée par l'apparition sur la peau de taches blanchâtres proéminentes éparses, entourées d'une auréole rouge de peu de durée et occasionnant des démangeaisons brûlantes. Rien ne ressemble mieux à l'urticaire que l'effet des piqûres de punaises ou d'orties.

L'urticaire peut être passagère ou habituelle. Cette maladie s'observe souvent à la suite d'une indigestion, d'un empoisonnement par les moules, de l'usage des fraises ou autres aliments irritants ; elle peut s'accompagner alors de malaise général, fièvre, vomissements, diarrhée. D'autres fois, elle dépend d'une gastrite ou du sang, et peut se prolonger un temps fort long, en résistant à tous les remèdes, si on ne fait pas le traitement nécessaire.

ZONA. — De petites bulles très douloureuses, remplies de séroité jaunâtre, plus tard opaline, se recouvrant ensuite de croûtes brûnes caractérisent le zona.

Le zona se montre presque toujours sur la poitrine, d'un seul côté, en allant de la colonne verté brale au sternum, et en ne dépassant pas la ligne médiane.

Les douleurs qui précèdent le zona sont souvent très vives et comparables à celles d'une brûlure.

Avis Important

Nous ne saurions trop le répéter aux personnes qui souffrent, le **Traitement Normand** *ne s'adresse pas seulement aux maladies décrites ci-dessus — mais il guérit toutes les affections de peau, quelles qu'elles soient, en agissant sur la cause même du mal, c'est-à-dire en purifiant complètement le sang et en fortifiant l'organisme, tout en rendant à la peau sa fraîcheur première.*

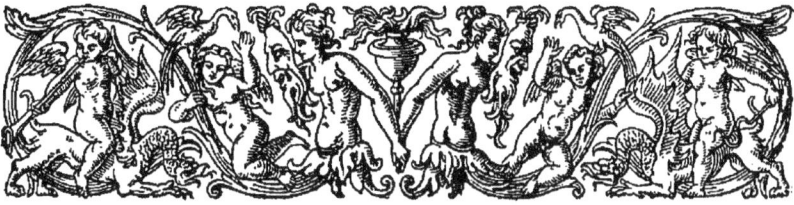

Nos Attestations

Nous voudrions pouvoir publier, ici, pour édifier tant de malheureux qui s'exposent à ruiner irrémédiablement leur santé et à éterniser leur mal en prêtant trop facilement l'oreille aux promesses mensongères de charlatans éhontés, les milliers de lettres de félicitations que nous avons reçues, non seulement des malades reconnaissants, mais encore des médecins émerveillés. Nous voudrions pouvoir relater, en détail, les résultats inespérés obtenus par le **Traitement Normand,** et signaler les innombrables guérisons, dont quelques-unes relevant presque du miracle, ont été réalisées grâce à ce traitement souverain. Mais la place nous fait défaut.

Nous citons seulement quelques attestations parmi les plus intéressantes pour les malades : elles prouveront, une fois de plus, la réelle efficacité du **Traitement Normand.**

Monsieur,

Je m'empresse de vous faire part des excellents résultats que m'a donnés le TRAITEMENT NORMAND dans trois cas d'*Herpès*, d'*Ulcères* de la jambe et d'*Eczéma* des mains.

Mes malades ont été guéris en 14 à 16 jours, alors que rien jusque-là n'avait produit le moindre effet.

Depuis, j'emploie couramment le TRAITEMENT NORMAND dans ma clientèle.

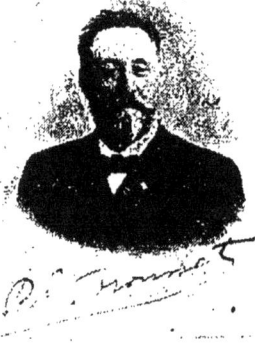

Docteur BROUSSET,
Ex-Interne des Hôpitaux,
10, rue Toullier, Paris.

Monsieur Bénard,

J'ai employé votre TRAITEMENT NORMAND dans plusieurs cas d'*Eczéma*, d'*Herpès* et d'*Ulcères de la jambe*, et j'en ai obtenu d'excellents résultats.

Docteur POUCHIN,
Officier de l'Instruction publique,
Professeur
à l'Ecole de Médecine et de Pharmacie.
21, place Saint-Marc, Rouen.

Monsieur,

Depuis plus de cinq années, j'étais atteinte d'*Acné* et de *Dartres* qui me défiguraient complètement et m'empêchaient même de sortir quand les poussées étaient par trop violentes. J'étais en proie au plus complet découragement, car tous les remèdes employés ne produisaient aucun soulagement. Votre TRAITEMENT NORMAND que je me décidai à suivre, en désespoir de cause, produisit, dès le début, une amélioration notable, et après avoir suivi ce précieux remède, durant deux mois, je fus complètement guérie.

Je me suis fait un devoir d'indiquer votre remède à de nombreuses personnes.

Veuillez agréer, Monsieur Bénard, avec ma vive gratitude, l'assurance de mes meilleurs sentiments.

Suzanne VIDAL,
27, rue du Baignoir, Marseille.

Monsieur Bénard,

Ayant entendu parler des merveilleux effets du TRAITEMENT NORMAND, j'ai tenu à l'employer moi-même et n'ai qu'à me louer des résultats obtenus.

Abbé G. PARIS,
Chanoine honoraire,
Curé-Doyen de Valmont (Seine-Inf.)

Monsieur Bénard,

Je ne sais vraiment comment vous exprimer ma reconnaissance pour le bien que vous m'avez fait.

Atteinte d'un *Eczéma dartreux* depuis plus de sept ans, j'avais tout essayé sans résultat.

Après avoir entendu vanter par toutes les personnes que j'ai connues qui l'avaient employé, les propriétés merveilleuses de votre TRAITEMENT NORMAND, je me décidai à l'employer ; après deux mois de traitement, je suis complètement guérie.

Je ne saurais donc trop vous remercier et estime que c'est faire acte de charité que d'enseigner votre TRAITEMENT NORMAND aux personnes malades.

Agréez, Monsieur Bénard, mes respectueuses civilités.

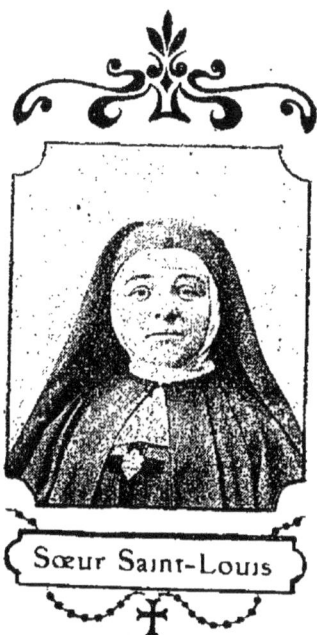

Sœur SAINT-LOUIS,
de la Communauté des Franciscaines du Sacré-Cœur,
à Villeurbanne (Rhône).

Sœur Saint-Louis

Monsieur Bénard,

Grâce à votre TRAITEMENT NORMAND, mes deux enfants n'ont plus du tout de *gourmes* : là, où tous les sirops dépuratifs avaient échoué, votre TRAITEMENT a pleinement réussi : aussi, je l'ai indiqué à d'autres personnes.

Agréez, Monsieur, mes sincères civilités.

Jean RICHARD,
Typographe,
rue de Bayeux, Caen.

Monsieur Bénard,

Je tiens à vous exprimer ma vive reconnaissance pour le service que vous m'avez rendu.

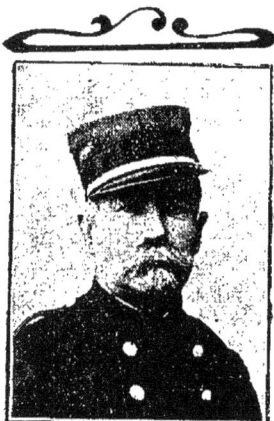

Atteint d'un *Herpès eczémateux* depuis 15 ans, je ne faisais plus rien depuis longtemps, car j'étais désespéré de me guérir, ayant tout essayé sans résultat.

Entendant continuellement vanter les merveilleuses propriétés de votre TRAITEMENT NORMAND, je voulus malgré tout essayer ce remède, sans grand espoir de guérison, je dois vous le dire.

A ma grande joie, je me suis trompé, car, aujourd'hui, je suis tout à fait guéri de ce vilain mal qui me défigurait complètement.

Ceux qui me connaissent, ainsi que mes collègues de l'octroi, où je suis depuis 26 ans, sont stupéfaits de cette guérison.

Aussi, puis-je vous affirmer que je n'hésite pas à conseiller votre TRAITEMENT NORMAND toutes les fois que j'en ai l'occasion.

Agréez, Monsieur Bénard, mes remerciements, ainsi que l'expression de ma profonde gratitude.

Marie SECRÉTANT,
Vérificateur de 1re classe à l'octroi,
1, rue Lafosse, Rouen.

Marie Secrétant

Monsieur Bénard,

Depuis plus de dix ans, j'avais la figure couverte de *Boutons* et de *Rougeurs*. Non seulement les démangeaisons étaient souvent intolérables, mais j'étais moi-même victime de mon mal, car je me privais souvent de sortir à cause de cela. J'avais tout fait sans succès pour me guérir, et je désespérais, quand j'ai eu l'heureuse idée de vous demander votre brochure si intéressante. Aujourd'hui, Monsieur, après un mois et demi de la cure du TRAITEMENT NORMAND, j'ai la figure complètement débarrassée de ces horreurs. Une amie de pension à laquelle j'ai fait connaître votre merveilleux remède, s'en trouve très bien.

Avec ma sincère reconnaissance, agréez, Monsieur, mes salutations respectueuses.

Simonne DERVAUX,
Château de la Dorgale à Roquevaire,
(Bouches-du-Rhône).

Monsieur Bénard, pharmacien à Rouen,

Voulez - vous m'envoyer, à nouveau, deux TRAITEMENT NORMAND. C'est pour deux malades atteints d'*Eczéma suintant*, contre lequel tous les remèdes ont échoué jusqu'ici.

Les succès que j'ai obtenus dans les derniers cas, considérés par des confrères comme incurables, me donnent la certitude que le TRAITEMENT NORMAND réussira encore.

Docteur VILOUTET,
Rédacteur à l'*Ère Nouvelle médicale et pharmaceutique*,
4, rue Paillet, Paris.

Monsieur Bénard,

Je tiens à vous exprimer ma profonde reconnaissance pour le service que vous m'avez rendu.

Atteint d'un *eczéma sur tout le corps*, depuis l'âge de quinze ans, c'est-à-dire *depuis vingt-cinq ans*, j'avais tout fait pour me guérir.

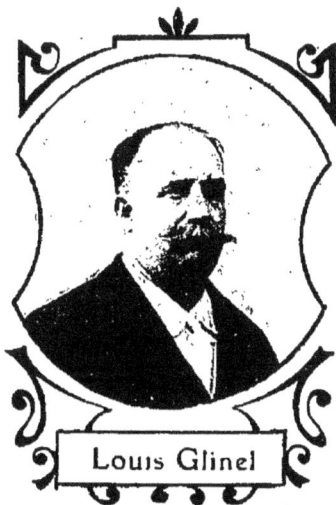

Je ne pourrais vous dire ce que j'ai dépensé, et c'est désespéré et sans confiance que j'ai voulu essayer une dernière fois le TRAITEMENT NORMAND.

Quel précieux remède! Dès le début du traitement, je n'éprouvais plus aucune démangeaison et l'éruption diminuait de plus en plus.

Etonné de ce changement, je continuai le TRAITEMENT NORMAND et aujourd'hui, après deux mois de traitement, je suis complètement guéri.

Aussi je n'hésite pas à vous autoriser à publier cette lettre, heureux de rendre service à ceux qui, comme moi, pourraient être atteints de maladies de peau, certain que le TRAITEMENT NORMAND les guérira.

Agréez, Monsieur Bénard, mes sincères civilités.

Louis GLINEL,
Maréchal - Ferrant,
Rue de Paris, à Saint-Etienne-du-Rouvray
(Seine-Inférieure).

Monsieur Bénard,

Mon petit garçon souffrait d'un *eczéma* depuis sa naissance ; après avoir essayé toutes sortes de remèdes sans résultat, nous finissions, ma femme et moi, par désespérer.

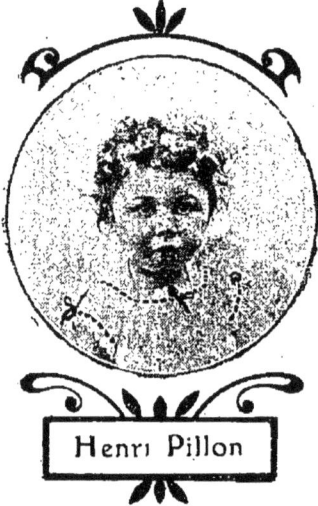

Henri Pillon

Enfin, ayant eu connaissance des nombreuses guérisons obtenues par le TRAITEMENT NORMAND, nous nous sommes décidés à l'employer. Bien nous en a pris, car voilà trois mois que nous lui faisons suivre votre TRAITEMENT NORMAND, et il est enfin guéri !

Je vous autorise, Monsieur, si bon vous semble, à publier cette lettre ; quant à nous, nous avons déjà recommandé votre Traitement à plusieurs personnes.

Agréez, Monsieur Bénard, l'expression de notre profonde reconnaissance.

Eugène PILLON,
4, rue Jemmapes, Le Havre.

Monsieur Bénard,

pharmacien, Rouen,

J'ai la joie immense de vous annoncer que, grâce à votre TRAITEMENT NORMAND, je suis radicalement guéri de l'*Eczéma* dont j'étais atteint depuis près de sept années.

Le dépuratif d'un goût agréable et la lotion d'une application facile ont réussi là où tant d'autres remèdes avaient échoué.

Sur mes indications, des amis ont suivi votre TRAITEMENT NORMAND et s'en félicitent.

Si vous jugez bon de publier mon attestation je vous y autorise bien volontiers. Je souhaite bien sincèrement aux personnes qu'elle pourra décider à suivre votre TRAITEMENT NORMAND d'éprouver pareil soulagement.

Avec mes bien sincères remerciements.

Veuillez agréer, Monsieur, l'expression de mes meilleurs sentiments.

D. PIERRES,
3, ruelle de la Rame, Nancy.

Monsieur Bénard,

Je ne saurais vous dire combien je vous suis reconnaissante de m'avoir enfin guérie, grâce à votre TRAITEMENT NORMAND, de l'*Acné* dont j'étais atteinte depuis six ans.

Tous les remèdes avaient échoué jusque-là et j'étais désespérée ; en deux mois, le TRAITEMENT NORMAND m'a complètement guérie.

Merci bien sincèrement et agréez, Monsieur, mes sincères civilités.

Blanche GEST, à Anceaumeville,
par Monville (Seine-Inférieure).

Monsieur,

Atteinte de *Psoriasis* depuis très longtemps, j'avais suivi de nombreux remèdes sans obtenir de résultats appréciables, lorsque mon neveu, qui habite à Cherbourg, me fit la surprise de m'apporter un TRAITEMENT NOR-MAND complet. A cette époque, l'éruption était très violente ; aussi après m'être bien pénétrée des instructions de votre brochure, je les suivis religieusement. Dès le premier flacon, je sentis un peu de mieux qui augmenta de jour en jour. Enfin, après deux mois de votre excellent TRAITEMENT NORMAND, ai-je la joie de vous dire que je suis entièrement guérie.

Mon neveu et vous, je vous comprends dans une même reconnaissance. Je n'hésite pas non plus à vous déclarer publiquement que je considère comme un devoir de vulgariser votre remède dans la mesure de mes moyens.

Encore une fois merci, Monsieur, et croyez à mes sentiments les plus reconnaissants.

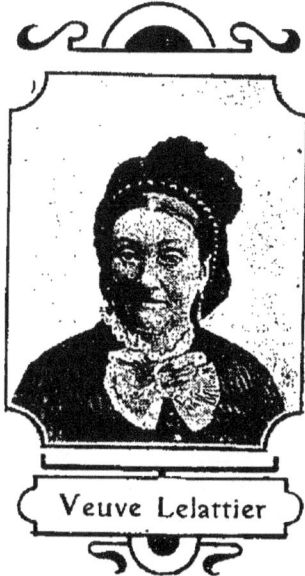

Veuve Lelattier

Veuve LELATTIER,
Rue Torteron, Saint-Lô (Manche).

N. B. -- Dans une lettre toute récente, mon neveu me disait qu'une dame d'Ysigny, que je connais très bien et qui suit aussi votre Traitement, s'en déclare très satisfaite. C'est une nouvelle que j'ai plaisir à vous faire connaître.

Monsieur Bénard,

Oui, je puis dire sans crainte que vous êtes mon sauveur !
Aussi, combien je vous suis reconnaissant !

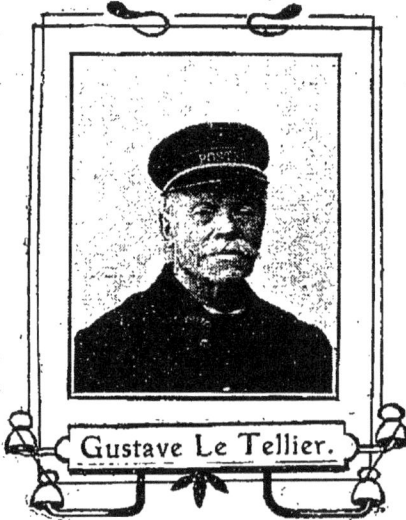

Gustave Le Tellier.

J'avais, en effet, depuis plus de deux ans, un *Eczéma* aux jambes qui me faisait horriblement souffrir et me causait des démangeaisons intolérables.

Jusqu'ici, j'avais, sans aucun résultat, employé de nombreux remèdes prônés par les journaux.

Sans aucun espoir, je dois l'avouer, je me décidai à faire usage du TRAITEMENT NORMAND. Aussitôt les démangeaisons cessèrent et, quelque temps après, j'étais radicalement guéri.

Je ne saurais trop engager les personnes qui souffrent ainsi que j'ai souffert moi-même, d'employer sans retard ce précieux TRAITEMENT NORMAND,

Agréez, Monsieur Bénard, avec mes remerciements, mes sincères salutations.

Gustave LE TELLIER,
Courrier des Postes,
5, rue Saint-Eloi, Rouen.

———

Monsieur Bénard,

Je tiens à vous remercier bien sincèrement et à vous féliciter des résultats que j'ai obtenus grâce à votre TRAITEMENT NORMAND. En quelques jours, j'ai été débarrassé des *Furoncles* et des *Dartres* dont j'étais affligé depuis longtemps. Je n'ai certes pas à regretter d'avoir écouté M. Besse, mon voisin, qui, lui-même, atteint depuis de longues années d'*Ulcères variqueux* avait été guéri en deux mois par votre TRAITEMENT NORMAND.

Veuillez agréer, Monsieur, l'expression de mes sentiments les plus distingués.

CAMOIN DE VENCE,
Auteur dramatique,
de la Société des Auteurs,
44, rue Bauregard, Paris.

Monsieur,

J'ai le plaisir de vous informer que toutes les fois que j'ai prescrit à mes malades atteints d'*Eczéma* votre TRAITEMENT NORMAND, ils ont été soulagés immédiatement et la guérison n'a été qu'une question de jours.

Recevez, Monsieur, mes salutations distinguées.

Docteur P. SIEPI,
Officier d'Académie,
7, rue de Buffon, Marseille.

Monsieur Bénard,

J'ai été tellement émerveillé de l'emploi que j'ai fait moi-même de votre TRAITEMENT NORMAND, que je ne puis résister au désir de vous adresser mes remerciements les plus sincères et de vous dire combien je vous suis reconnaissant du bien que vous m'avez fait.

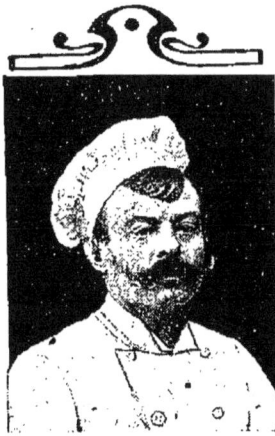

Atteint depuis plus de trois ans d'une *Plaie variqueuse avec Eczéma*, plus large que la main, j'avais jusqu'ici tout essayé sans réussir.

Je ne saurais dire tout ce que j'ai dépensé pour tâcher de me guérir ; mais, hélas ! rien n'avait encore réussi. Plusieurs fois même, je me vis obligé de quitter mon emploi, ne pouvant plus continuer à travailler. Voilà deux mois et demi que j'emploie votre TRAITEMENT NORMAND et je suis complètement guéri. Merci du fond du cœur !

Aussi, je vous autorise à publier cette lettre que je voudrais savoir lue par tous ceux qui souffrent comme j'ai souffert moi-même.

Encore une fois merci et recevez, Monsieur Bénard, mes sincères salutations.

Edouard LECOMTE,
Chef de cuisine,
19, rue Edouard-Adam, Rouen.

Monsieur,

Après l'essai de plusieurs médications prises pour me guérir de *Dartres*, j'ai essayé sur le conseil d'un de mes anciens camarades de régiment, le TRAITEMENT NORMAND.

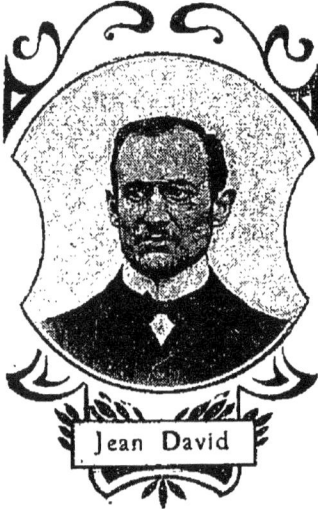

Je me fais un devoir de reconnaître que c'est à lui seul que je dois une prompte guérison.

Un ami fort sceptique aussi jusqu'à ce jour, mais émerveillé des résultats obtenus chez moi, me charge de vous demander un traitement complet que je vous prie de m'adresser le plus tôt possible.

Veuillez agréer, Monsieur, avec mes remerciments, mes salutations distinguées.

Jean DAVID,
16, rue Arnaud-Miqueu,
Bordeaux.

Jean David

Monsieur,

J'ai l'honneur de vous adresser mes félicitations et mes remerciements pour le TRAITEMENT NORMAND que vous m'avez fourni et qui a produit chez moi d'excellents résultats.

Depuis vingt-cinq ans, j'étais atteinte d'un *Eczéma* derrière les oreilles qui s'était même étendu jusqu'à une certaine partie de la tête. Ce mal me gênait beaucoup ; il était resté rebelle à tous les médicaments employés antérieurement.

Voici deux mois que je fais usage de votre excellent remède, et je puis affirmer en toute vérité que je suis complètement guérie.

Il serait à souhaiter que tous les malheureux qui souffrent de maladies de peau connussent votre TRAITEMENT NORMAND.

Veuillez donc agréer, Monsieur, avec mes respectueux hommages, l'assurance de ma sincère gratitude.

Sœur BASILIE,

des Religieuses de Saint-Joseph de Cluny,
asile Saint Yon, par Sotteville-lès-Rouen.

Monsieur Bénard,

Votre TRAITEMENT NORMAND est une merveille ! Voilà dix ans que je souffre sans cesse d'*hémorrhoïdes*, lesquelles me causent d'horribles démangeaisons et d'atroces douleurs : rien jusqu'ici n'avait réussi à me soulager.

Depuis un mois que j'emploie votre TRAITEMENT NORMAND, l'amélioration qui s'est produite est surprenante.

Je vous prie donc de m'expédier, le plus tôt possible, un TRAITEMENT NORMAND complet, car je ne veux pas interrompre les soins et j'ai le ferme espoir d'être complètement guéri d'ici peu, grâce à ce précieux remède.

Je compte donc sur vous et vous prie d'agréer, Monsieur, ma reconnaissance la plus sincère.

Raymond LECLERC,
Mécanicien
à Brest (Finistère)

Monsieur Bénard,

Je viens vous exprimer ma vive reconnaissance pour le service que vous m'avez rendu. J'étais, en effet atteint d'un *Eczéma sur tout le corps*, et j'avais tout fait pour me guérir ; mais le mal ne faisait qu'empirer. Désespéré de me voir ainsi, je ne voulais plus rien faire, croyant ne jamais pouvoir me guérir.

Encouragé cependant par les guérisons du TRAITEMENT NORMAND, que je voyais chaque jour, je me décidai encore, après bien des hésitations, à suivre ce traitement. Mon seul regret est de ne pas l'avoir fait plus tôt, car après deux mois et demi de traitement, je suis complètement guéri.

Aussi, je vous prie de publier ma lettre, afin de rendre service à tous ceux qui souffrent comme j'ai souffert moi-même, certain d'avance que votre traitement les guérira.

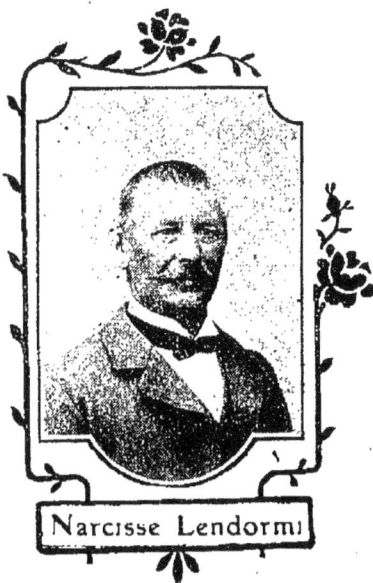

Narcisse Lendormi

Agréez, Monsieur Bénard, avec mes remerciements, mes salutations empressées.

Narcisse LENDORMI,
Jardinier,
17, sente du Hamel, à Boisguillaume
(Seine-Inférieure).

Monsieur Bénard,

Grâce à votre TRAITEMENT NORMAND, ma petite fille est complètement guérie et se porte à merveille.

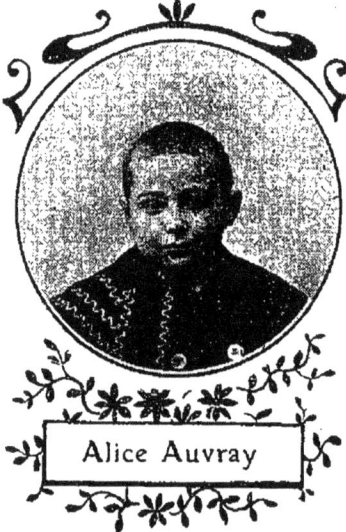

Depuis cinq ans qu'elle était atteinte de *Gourmes* et d'*Eczéma*, je ne saurais vous dire tout ce que j'ai fait sans obtenir de résultat.

Non seulement elle souffrait horriblement de ce vilain mal, mais elle n'avait plus d'appétit et s'affaiblissait de plus en plus.

Ayant entendu parler des guérisons accomplies par votre TRAITEMENT NORMAND, je voulus essayer ce remède dont j'entendais dire tant de bien.

Après quinze jours de traitement, une amélioration sensible s'était produite et l'appétit et les forces revenaient déjà. Enfin, après cinq semaines la guérison était complète.

Alice Auvray

Aussi, je tiens à vous remercier bien sincèrement et vous prie d'agréer, Monsieur, mes respectueuses salutations.

Joseph AUVRAY.

97, rue Eau-de-Robec, Rouen.

Monsieur Bénard,

J'ai l'honneur de vous adresser mes plus sincères remerciements pour la guérison que je qualifie, à juste titre, de miraculeuse, que m'a procurée en si peu de temps votre précieux produit le TRAITEMENT NORMAND.

Atteint d'*Herpès* depuis de nombreuses années, j'avais tout fait, sans succès, pour me soulager. Et, comme j'habite Paris depuis longtemps, c'est vous dire tous les remèdes que j'ai employés, hélas !

En villégiature sur une plage normande, j'eus connaissance de votre produit, par un de mes amis, qui, lui-même, en avait usé avec succès, et immédiatement je l'essayai.

Dès le début, les violentes démangeaisons que j'éprouvais se calmèrent et, après un mois de traitement, j'étais complètement guéri.

Agréez, Monsieur, l'assurance de ma profonde reconnaissance.

G. DEPY.

17, faubourg Montmartre, Paris.

Monsieur Bénard,

Enfin, après avoir, je crois bien, essayé de tout, j'ai pu, grâce à votre TRAITEMENT NORMAND, guérir la *Plaie variqueuse* dont j'étais atteint depuis si longtemps.

Ce que j'ai surtout apprécié, c'est que j'ai pu me soigner tout en travaillant et n'ai pas eu besoin d'interrompre un travail qui, bien que très fatiguant, n'a pas empêché la guérison.

Aussi, comme je suis heureux d'avoir employé votre précieux remède, et combien je vous suis reconnaissant de m'avoir guéri.

Agréez, Monsieur Bénard, avec mes remerciements, mes respectueuses salutations.

Joseph GUILLOTIN, à Yvecrique,

par Doudeville (Seine-Inf.).

Monsieur Bénard,

Je suis heureux de vous féliciter des merveilleux résultats de votre TRAITEMENT NORMAND. Depuis cinq ans, ma femme avait le cuir chevelu malade et souffrait d'horribles *névralgies et de faiblesse*, qui n'étaient probablement que la conséquence de la maladie de peau. Elle voyait avec peine ses cheveux tomber continuellement et ne savait plus que faire, car elle avait essayé toutes sortes de remèdes.

Après avoir suivi durant cinq semaines votre TRAITEMENT NORMAND, le mal était disparu et les cheveux ne tombaient plus. Heureuse d'un tel résultat, elle persévéra, continuant à prendre le dépuratif et à faire des lotions.

Aujourd'hui non seulement les cheveux ont repoussé, mais elle n'a plus de névralgies et se sent plus forte qu'elle n'a jamais été.

Aussi, c'est du fond du cœur que je vous remercie et vous assure que j'indiquerai votre précieux TRAITEMENT NORMAND chaque fois que l'occasion s'en présentera.

Agréez, Monsieur Bénard, avec ma vive gratitude, mes meilleurs sentiments.

Marcel BOURGEOIS,

Courtier,

10, rue Faidherbe, Lille

Monsieur Bénard,

J'étais atteint à la jambe d'une *Plaie variqueuse* qui me faisait beaucoup souffrir.

Deux flacons de votre TRAITEMENT NORMAND ont suffi pour me guérir complètement en trois semaines et maintenant il n'y a plus aucune trace de la plaie que j'avais à la jambe.

Vous pouvez faire de ma lettre l'usage qu'il vous conviendra dans l'intérêt de ceux qui souffrent et qui n'ont pas encore fait usage de votre excellent TRAITEMENT NORMAND.

Recevez, Monsieur Bénard, avec mes sincères remerciements, mes respectueuses civilités.

François RENAULT,
Rentier,
à Fretteville-Daubeuf, par les Andelys (Eure).

Monsieur Bénard,

Souffrant depuis trois ans d'une *Plaie variqueuse avec Eczéma,* j'avais jusqu'ici tout essayé sans résultat et j'étais désespéré de dépenser tant d'argent, sans obtenir de soulagement.

Encouragé cependant par la guérison de mon ami Lecomte, qui avait souffert du même mal que moi, je me décidai à employer le TRAITEMENT NORMAND.

Que je suis heureux ! Après avoir suivi votre TRAITEMENT NORMAND, je suis complètement guéri.

Je ne saurais trop vous remercier du bien que vous m'avez fait et vous autorise de tout cœur à publier cette lettre.

Louis BOULÉ,
Chef de cuisine,
9, rue Ampère, Rouen.

Monsieur Bénard,

Je suis heureux de pouvoir vous annoncer que grâce à votre excellent TRAITEMENT NORMAND, le *Prurigo* dont j'étais affligé depuis cinq ans a totalement disparu.

Permettez-moi de vous en exprimer une vive reconnaissance et soyez assuré que le cas échéant, je ne manquerai pas de vous adresser les personnes souffrant de cette maladie, assuré d'avance que vous les guérirez aussi facilement que moi-même.

Louis BRUNEL,
Instituteur retraité,
rue Lafayette, Nantes.

Monsieur Bénard,

Toute ma vie je vous serai reconnaissante de m'avoir enfin sauvée, grâce à votre TRAITEMENT NORMAND, de l'*Eczéma variqueux* dont j'étais atteinte depuis 13 ans.

Je n'ai qu'un seul regret : c'est de m'être attardée à prendre des médications qui m'ont abîmé l'estomac et ne pas avoir connu plus tôt ce précieux remède qui m'a guérie en deux mois.

Soyez sûr que je le recommanderai à tous ceux que je saurai malades, certaine que le TRAITEMENT NORMAND les guérira.

Agréez, Monsieur Bénard, avec mes sincères remerciements, mes respectueuses civilités.

Françoise HOUZARD, 41, rue Charles-Benner,
à Darnétal (Seine-Inférieure).

Monsieur Bénard,

Que n'ai-je connu plus tôt votre TRAITEMENT NORMAND ! Depuis huit ans, j'étais affligé chaque année de *clous* et de *furoncles*, lesquels devenaient plus nombreux, surtout au printemps et à l'automne. J'avais épuisé la liste des dépuratifs et ne savais plus que faire. L'an dernier, je suivis sans grand espoir votre TRAITEMENT NORMAND, et je vis avec joie tous ces boutons disparaître sous l'action de ce remède en moins d'un mois et demi. Je n'étais pas encore convaincu et je voulus attendre. Depuis cette époque, rien n'a reparu. Aussi suis-je heureux de vous assurer que c'est à votre Traitement seul que je dois ma guérison.

Avec mes sincères remerciements, agréez, Monsieur Bénard, mes sincères civilités.

Paul de REGNANCOURT,
104, rue de Richelieu, Paris.

Monsieur Bénard,

Depuis quatre ans, j'étais atteint d'un *Eczéma* qui me causait des démangeaisons intolérables.

Après avoir employé bien des remèdes sans résultat, je me décidai à faire usage du TRAITEMENT NORMAND dont j'avais entendu vanter les merveilleuses propriétés.

Il y a à peine trois mois que j'emploie votre TRAITEMENT NORMAND et je suis complètement guéri.

Recevez, Monsieur Bénard, mes sincères remerciements et donnez à ma lettre la publicité qu'il vous plaira.

Eugène HODAN,
Maire,
à Longuerue (Seine-Inférieure).

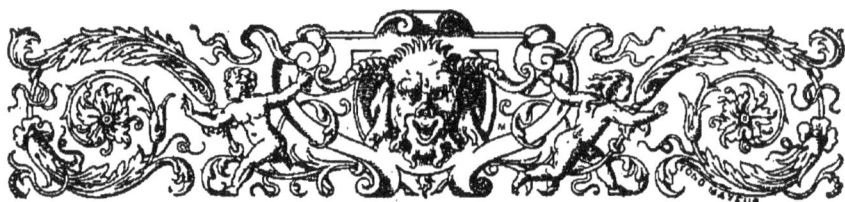

Prix du Traitement

Normand

Le **Traitement simple** comprend :
ı Flacon Dépuratif . . . . **4** fr.
ı Flacon Lotion . . . . **2** fr.

(franco 6 fr· 60)

Pour faciliter aux malades une cure rationnelle, nous leur conseillons le **Traitement Normand complet,** que nous expédions *franco de port et d'emballage.*

Le **Traitement complet** comprend :

4 Flacons Dépuratif. . ı6 fr.

4 Flacons Lotion. . . 8 fr.

ı Savon spécial . . . ı fr.

soit 25 fr. franco.

L'usage des Pastilles laxatives n'est nécessaire que pour les malades atteints de constipation, même légère.

Il va sans dire que ces divers produits n'étant pas toujours employés d'une égale façon, peuvent être demandés séparément.

Nous donnons ci-après le prix de chacun :

Dépuratif du Traitement Normand .	.	4 fr.
Lotion —	. .	2 fr.
Savon spécial —	. .	1 fr.
Pastilles laxatives —	. .	2 fr.

Mode d'Envoi et de Paiement

Chacun des divers produits composant le **Traitement Normand,** peut être expédié séparément. Toute commande qui atteint 25 francs est expédiée, franco de port et d'emballage, en gare destinataire.

Au-dessous de cette somme, les frais d'envoi sont à la charge du client.

Le Dépuratif et la Lotion du **Traitement Normand,** ne pouvant s'expédier que par chemin de fer, prière de joindre le prix du colis postal, soit 60 centimes, pour les recevoir en gare ; soit 85 centimes pour les recevoir à domicile.

Le Savon spécial et les Pastilles laxatives pouvant s'expédier par la Poste, il suffit de joindre 10 centimes pour l'affranchissement postal.

Bien spécifier dans la lettre de commande l'adresse exacte, ainsi que le Bureau de poste et la gare qui desservent la localité.

Afin d'éviter les frais supplémentaires de remboursement, prière de joindre un mandat-poste à la lettre de commande.

Les envois sont faits sous plombs cachetés, avec la plus grande exactitude et la discrétion la plus absolue ; aussi, prions-nous nos clients de vérifier si les plombs sont intacts, avant de prendre livraison de leur commande.

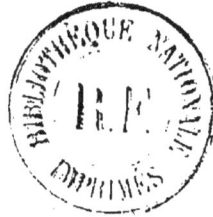

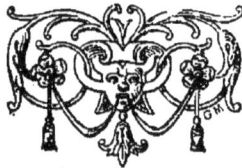

AVIS IMPORTANT

Pour tous renseignements, s'adresser ou écrire en toute confiance à

M. BÉNARD

Spécialiste, Ex-Interne des Hôpitaux,
Laureat de l'Ecole de Médecine et de Pharmacie et de
l'Ecole Supérieure des Sciences et des Lettres

Rue Armand-Carrel, 38, Rouen

Qui s'empresse de donner GRATUITEMENT, *par retour du courrier, toutes les indications nécessaires et d'expédier* gratis et franco, *l'intéressante brochure explicative illustrée à toute personne qui lui en fait la demande.*

RÉCOMPENSES OBTENUES

Exposition Internationale de Paris 1905

MÉDAILLE D'OR et CROIX DE MÉRITE

Exposition Internationale de Bruxelles 1905

DIPLOME D'HONNEUR – MÉDAILLE D'OR

Exposition Internationale de Bordeaux 1906

GRAND PRIX -:- MÉDAILLE D'OR

Exposition Coloniale de Marseille 1906

MEMBRE du JURY - HORS CONCOURS

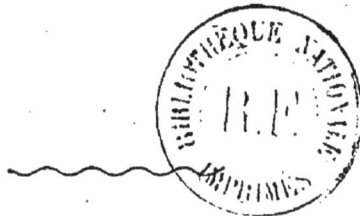

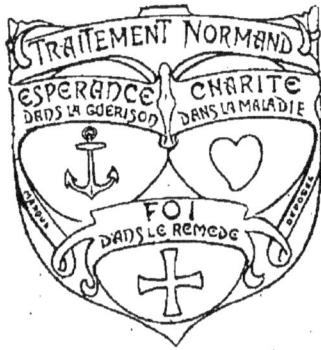

TRAITEMENT NORMAND

ESPÉRANCE
DANS LA GUÉRISON

CHARITÉ
DANS LA MALADIE

FOI
DANS LE REMÈDE